SOUVENIRS

D'UN VOYAGE SCIENTIFIQUE EN IT...

LA

CHIRURGIE

ITALIENNE

PAR

M. le Dr FRANCIS VILLAR

PROFESSEUR AGRÉGÉ A LA FACULTÉ DE MÉDECINE DE BORDEAUX
CHIRURGIEN DES HÔPITAUX

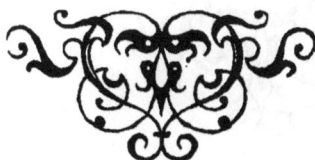

BORDEAUX

IMPRIMERIE G. GOUNOUILHOU

9-II, RUE GUIRAUDE, 9-II

—

1902

SOUVENIRS

D'UN VOYAGE SCIENTIFIQUE EN ITALIE

LA

CHIRURGIE

ITALIENNE

PAR

M. le Dr FRANCIS VILLAR

PROFESSEUR AGRÉGÉ A LA FACULTÉ DE MÉDECINE DE BORDEAUX
CHIRURGIEN DES HÔPITAUX

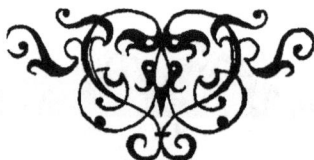

BORDEAUX

IMPRIMERIE G. GOUNOUILHOU

9-11, RUE GUIRAUDE, 9-11

1902

LA CHIRURGIE

ITALIENNE

Ayant eu l'honneur, en 1893, d'être chargé par M. le Ministre de l'instruction publique d'une mission scientifique à l'effet d'étudier les questions relatives à l'enseignement de la chirurgie en Italie, je pénétrai dans ce beau pays par Modane et l'interminable tunnel du Mont Cenis. Je visitai d'abord Turin, puis je suivis l'itinéraire classique vers Venise en passant par Milan, Pavie, Vérone, Padoue, pour descendre par Bologne, Florence, Pise, Livourne, Gênes, et rentrer en France par Vintimille. Je me réservais de compléter ma mission l'année suivante à l'occasion du XIe Congrès international de médecine qui devait se tenir à Rome. En effet, dans ce second voyage, je visitai Rome, Naples, Sorrente, Sienne, et je revis encore certains hôpitaux de Florence et de Gênes qui m'avaient particulièrement intéressé.

Étudier l'état de la chirurgie en Italie était une tâche du plus grand intérêt pour un professionnel à cause du vieux passé chirurgical de ce pays.

On sait en effet que l'Italie a joué un grand rôle

dans l'histoire de la chirurgie. Celle-ci, après la prise
et le sac d'Alexandrie, fut accaparée par les Arabes,
qui ne tardèrent pas à se propager en Europe et fon-
dèrent en Espagne les célèbres universités de Tolède et
de Cordoue. De ces universités partent quelques médecins pour aller fonder l'École de Salerne, la première
et la plus célèbre des universités italiennes, qui a
compté parmi ses chirurgiens Roger de Parme, Roland
et les Quatre Maîtres. Au XIIᵉ siècle, surgit en Italie une
autre École, la fameuse École de Bologne, illustrée
par des chirurgiens qui s'appelaient Gérard de Crémone, Hugues de Lucques, Brunus et Guillaume de
Salicet.

Mais, au siècle suivant, des troubles éclatent en
Italie. Lanfranc (de Milan) va se fixer à Paris, bientôt
suivi par Hugues de Lucques et Roger de Parme. Dès
ce moment tombe le prestige chirurgical de l'Italie, et
c'est à Paris que se concentre la chirurgie. Même
avant le départ des chirurgiens que j'ai nommés, la
chirurgie italienne tombait déjà entre les mains des
empiriques : « La majeure partie de ceux qui exercent
cet art, dit Brunus en gémissant, sont des idiots, des
rustiques et des imbéciles, et ce qui est plus horrible
encore, des femmes viles et présomptueuses ne crai-
gnent pas d'en faire abus. »

Il en fut d'ailleurs de même à Paris :

« Les chirurgiens, ajoute Segond dans sa remar-
quable thèse d'agrégation, sont presque tous des
clercs, et ils s'habituent à regarder les opérations
comme trop au-dessous d'eux; ils repoussent comme
dégradante toute fonction manuelle; non seulement ils
laissent à d'autres les sangsues et dédaignent scarifica-
tions, saignées et ventouses, mais Lanfranc lui-même

n'opère ni l'ouverture du ventre dans l'ascite, ni les hernies, ni la pierre ; c'est là tout au plus besogne de laïques. »

Les chirurgiens préparèrent donc le règne des empiriques, de ces charlatans, de ces opérateurs ambulants, de ces coureurs, comme on disait injurieusement, « inciseurs de pierre, hernies, abatteurs de cataractes, rebouteurs, arracheurs de dents, triacleurs, drameurs, » hommes et femmes qui, jusqu'au XVIIIe siècle, le rasoir à la main, ensanglantèrent les villes et les campagnes, proposant la cure radicale de toutes les hernies, castrant tous les hernieux, à tel point qu'à des époques différentes les pouvoirs publics s'émurent et que les peines les plus sévères furent édictées contre ces mutilateurs avides. »

Au XVIe siècle, une Renaissance scientifique se fit sentir de tous côtés ; l'Italie prend part à ce mouvement et compte des chirurgiens de mérite, parmi lesquels Fabrice d'Acquapendente.

Puis, rien de bien extraordinaire. La France, l'Allemagne, l'Autriche, tiennent la tête du mouvement chirurgical ; l'Italie reste même un peu ignorée. Nous allons voir tout à l'heure ce qu'elle est aujourd'hui.

Cette esquisse rapide de la marche suivie par la chirurgie italienne montre bien l'intérêt qu'il y avait à connaître son état actuel.

D'autant que si la presse médicale française a donné de bonnes études sur certains hôpitaux allemands et autrichiens, elle ne s'est pas occupée des installations chirurgicales italiennes.

Il faudrait un volumineux rapport, que j'ai écrit d'ailleurs, et d'où j'extrais ces notes, pour décrire d'une façon complète la disposition des hôpitaux et le rouage des universités en Italie. Je me contenterai aujourd'hui de donner un aperçu de l'installation des hôpitaux au point de vue chirurgical et de signaler certaines particularités artistiques que l'on trouve dans quelques-uns de ces établissements.

Déjà en 1893 la chirurgie italienne était fort avancée; c'était une nouvelle renaissance chirurgicale qui surgissait dans la péninsule.

Je fus frappé tout d'abord du soin minutieux avec lequel avaient été installées les salles d'opérations et du perfectionnement du matériel opératoire. A cette époque, il faut bien l'avouer, la France, d'une façon générale, était encore à une période de tâtonnements; les belles installations chirurgicales y figuraient en fort petit nombre. Je fus donc surpris et un peu vexé de constater que l'Italie avait marché d'un pas si rapide dans la voie des améliorations scientifiques. Dans presque toutes les villes que j'avais visitées, j'avais rencontré une ou plusieurs installations parfaites.

A Turin, j'ai pu admirer le bel hôpital Mauriciano Umberto Primo, à pavillons isolés, avec ses vastes salles très propres et très aérées. La section opératoire y est fort bien installée: salle spéciale pour les cours et les opérations ordinaires, salle pour laparotomies, salle à désinfection. Dans la même ville, l'Ospedale Maria Vittoria, dû à l'initiative privée, et réservé à la gynécologie, est un joli petit bâtiment possédant aussi deux salles d'opérations distinctes, l'une pour les opérations septiques, l'autre pour les opérations aseptiques.

Milan possède plusieurs hôpitaux, dont le plus important est l'Ospedale Maggiore, superbe et énorme édifice, ne comptant pas moins de neuf cours, un des hôpitaux les plus vastes qui existent. Il y a dans cet hôpital trois sortes de services chirurgicaux : 1° les services hospitaliers de chirurgie générale; 2° le service des enfants ; 3° le service gynécologique. Ce dernier occupe un bâtiment de construction récente; aussi est-il bien compris au point de vue de l'asepsie. Les salles de malades, délicieusement propres, ne contiennent que cinq à six lits; on y reçoit dans des salles séparées, bien entendu, des cas de gynécologie, des cas de grossesse pathologique et des suites de couches.

Le côté opératoire comprend une salle à pansements, une salle pour opérations septiques, et une autre pour opérations aseptiques, le tout conforme aux règles modernes.

Il existe aussi à Milan un institut orthopédique qui mérite une mention spéciale; il est désigné sous le nom d'Istituto dei Rachitici. Cet institut, très intelligemment dirigé à l'époque par le très regretté Dr Panzeri, est un coquet, propret et charmant petit édifice, bâti entre cour et jardin. Je reviendrai sur l'importance de ce genre d'hôpital lorsque je parlerai de l'Institut Rizzoli de Bologne.

A Gênes, existent quatre hôpitaux pouvant intéresser le chirurgien. L'hôpital des Chroniques n'offre rien de spécial.

L'Ospedale di Pammatone, hôpital civil de Gênes, est très vaste, très imposant par son architecture et par la profusion de marbre qu'on y trouve. La salle des hommes est immense, très élevée de plafond; c'est un vaste hall, une salle d'hôtel de ville, une salle des fêtes. Comme l'a dit mon excellent ami le Dr Baudouin tout cela est si grandiose que l'on pourrait facilement, sans encombrer la salle, y disposer quatre rangées de lits et il resterait encore autour d'eux plus d'espace qu'il n'est nécessaire. La salle des femmes est moins bien. A la salle des hommes est annexée une seule salle d'opérations ; à celle des femmes, deux : l'une pour les opérations ordinaires, et l'autre pour les laparotomies.

La clinique chirurgicale se trouve à Pammatone ; mais si elle semble faire partie de l'hôpital civil, comme les cliniques médicale, ophtalmologique, dermo-syphiligraphique, elle en est nettement séparée et constitue avec ces dernières un département spécial. La clinique chirurgicale est fort bien installée et très proprement tenue. On y trouve une salle pour les cours et les opérations ordinaires, une salle pour l'examen des malades, des salles pour les pansements et une salle à laparotomie.

Le plus bel hôpital de Gênes, un des plus beaux de l'Italie, c'est l'hôpital de San Andrea Apostolo ou hôpital de la Duchesse de Galliera de Ferari, du nom de la princière donatrice, qui a donné aussi à la ville de Gênes le fameux Palazzo Rosso avec sa bibliothèque et sa galerie de peintures. Cet hôpital fut inauguré le 14 mars 1888. C'est un immense et superbe édifice, disposé en hémicycle, bâti sur la colline de Carignano.

Dès que l'on a franchi la porte d'entrée, encadrée de deux belles colonnes et surmontée d'un joli balconnet, on arrive dans un grand vestibule *(vestibolo d'ingresso)* dont le plafond très élevé est couvert de jolies fresques ; le sol est en mosaïque de Venise.

Rez-de-chaussée. — A gauche, se trouve le concierge; à droite, le cabinet du médecin de service; en face, les salles de réception des malades, qui sont superbes. Puis, des salles de bains avec des baignoires en marbre. A moins de circonstances spéciales, tout malade qui entre à l'hôpital, est baigné avant de pénétrer dans la salle.

On trouve encore au rez-de-chaussée :

1° Une salle pour les opérations ordinaires; elle est fort belle, le sol est en marbre; 2° le service électrothérapique, situé en face de la salle d'opérations; il est de toute beauté; 3° une salle de cours pour les infirmiers; 4° la salle d'autopsies : on y voit un parquet en mosaïque, de très grands lavabos; c'est une belle salle d'opérations dont seraient jaloux beaucoup de nos hôpitaux; 5° la salle de dépôt des cadavres avec son parquet en mosaïque aussi et des lits en marbre de Carrare très épais; 6° le laboratoire d'anatomie pathologique; 7° le musée des pièces pathologiques; 8° l'ascenseur pour les malades.

Revenons au vestibule : à droite, part un large et bel escalier en marbre qui conduit au premier étage. Entre le rez-de-chaussée et le premier étage, on trouve le service des laparatomies qui comprend : une pièce pour le nettoyage des mains du chirurgien et de ses aides, une pièce pour endormir les malades, une autre pièce qui renferme l'arsenal chirurgical et l'étuve pour désinfecter les objets de pansement; de jolies chambres pour isoler les malades ayant subi une opération abdominale; enfin, la salle d'opérations. Les portes et le parquet de cette salle sont en verre; les murs sont vernis; la pièce reçoit largement le jour par en haut et par devant. La table à opérations est en fer et en verre, c'est-à-dire armature de fer soutenant une plaque de verre sur laquelle est couchée la malade.

Avant d'arriver au premier étage, on trouve encore la salle du Conseil d'administration (Salone del Consiglio) véritable salle préfectorale.

Premier étage. — Sur la façade existe un interminable couloir-galerie d'où partent perpendiculairement les différents pavillons. Ce couloir-galerie avec son parquet en marbre, ses colonnes de marbre, est vitré des deux côtés, du côté façade et du côté jardin; la partie située entre les colonnes est ornée de jolis stores. On se croirait dans un véritable palais; et de fait, l'Hôpital de la Duchesse est un palais de marbre élevé à la gloire de la Chirurgie.

De la galerie qui commande le premier étage on a une vue superbe sur la mer.

Les salles des malades, toutes sur le même modèle, sont de vingt lits chacune; très larges, très aérées, parquet en marbre; au plafond, très élevé, sont accrochées deux énormes lanternes. Les lits sont en fer, d'un joli dessin; les tables de nuit en fer aussi avec plaque de verre de façon à pouvoir être nettoyées facilement.

A chaque salle se trouvent annexés : 1° un cabinet pour la Sœur; 2° une petite cuisine; 3° un joli réfectoire pour les malades qui se lèvent; 4° une salle à bains; 5° une salle à pansements; 6° des water-closets qui sont situés au fond de la salle et qui en sont séparés par un passage. Le marbre ruisselle partout.

Il y a en outre deux pavillons d'isolement.

Le sous-sol renferme la cuisine, la pharmacie, une très belle installation d'hydrothérapie, etc. Ce sous-sol est sillonné de rails sur lesquels glisse un petit tramway.

Dans le jardin, une très vaste buanderie.

Je n'ai pas besoin d'ajouter que le chauffage (au calorifère) et la ventilation ont été l'objet de soins spéciaux.

La chapelle de l'hôpital est fort belle, son plafond est orné de fresques et de dorures.

Enfin, dans le jardin se trouve un pavillon isolé, c'est la maison de santé pour les malades payants.

A signaler, comme contraste, l'existence d'une batterie d'artillerie en face et à quelques mètres de l'hôpital. Il me semble qu'on aurait pu lui trouver un emplacement plus approprié.

Je pourrais m'étendre encore sur les installations de Padoue, Florence, Pavie, Pise, Naples, Sienne, Bologne, Rome, si je ne craignais d'ennuyer le lecteur par la description toujours aride et partant fastidieuse des services chirurgicaux de ces différentes villes; mais je ne puis m'empêcher de parler de deux somptueuses et récentes constructions hospitalières qui se trouvent l'une à Rome : « Il Policlinico Umberto primo, » l'autre à Bologne : « Il Istituto Rizzoli. »

Il Policlinico Umberto primo (de Rome).

On a dit et répété que Rome n'était pas la ville scientifique par excellence; il est presque inutile de rappeler la phrase classique : Dans l'antiquité, l'Italie c'était Rome; au moyen âge et dans les temps modernes son centre intellectuel s'est trouvé à Florence, patrie des beaux-arts et de la littérature italienne. Il est certain que, au point de vue médico-chirurgical qui seul nous intéresse ici, Rome était restée un peu en arrière. Dans ces derniers temps encore, si elle comptait des hommes éminents et distingués tels que les professeurs G. Baccelli, Durante, Postemsky, etc..., il faut bien l'avouer, la capitale de l'Italie ne possédait pas une installation médicale bien brillante; on trouvait dans certaines provinces aussi bien ou même mieux qu'à Rome.

Mais je m'empresse d'ajouter que, depuis quelques années, il se fait un mouvement de concentration vers la capitale et que la fondation d'el Policlinico va lui donner certainement un grand éclat.

Depuis fort longtemps déjà, le célèbre professeur romain Guido Baccelli avait conçu l'idée d'un grand institut polyclinique destiné à recevoir, comme dans un temple consacré à la science et à l'humanité, tous les déshérités de la fortune : « In questo grandioso istituto dovevano accogliersi como in un tempio sacro alla umanità ed alla scienza i discredoti dalla fortuna. » Son projet était de concentrer dans un seul bâtiment tous les laboratoires et tous les malades atteints d'affections diverses, nécessaires à l'enseignement clinique des élèves. C'était, en effet, une grande perte de temps pour ceux-ci que de courir de clinique en clinique, ces services étant dispersés dans la ville. C'était aussi souvent plus qu'un ennui pour les malades d'être renvoyés d'hôpital en hôpital suivant la nature de ou des affections dont ils étaient atteints.

L'idée était excellente, mais ce ne fut qu'après une longue période de luttes et de discussions à la Chambr e des députés, au Sénat, au Conseil municipal, que Baccelli vit couronner ses e fforts.

Nommé ministre en 1881, Baccelli réunit la fine fleur des cliniciens italiens pour étudier le plan du nouvel institut. Un concours est ouvert à ce sujet entre les architectes et c'est Giulio Podesti qui est chargé de la direction des travaux.

En 1884, Baccelli quitte le ministère sans avoir pu obtenir la mise à exécution de son entreprise. Mais Agostino de Prétis, désirant être agréable à son collègue qui quittait le pouvoir, lui offre la présidence d'une Commission chargée de faire commencer les travaux. Cette Commission se composait du sénateur Francesco Durante, directeur de la clinique chirurgicale de Rome et du Dr Giulio Bastianelli, délégué à l'hygiène publique, près le Conseil municipal.

Le premier emplacement choisi fut abandonné pour plus d'une raison ; il fallut que l'architecte s'assurât si ses plans devaient être changés aussi ou conservés tels qu'ils avaient été faits tout d'abord. Tout cela demanda, bien entendu, un certain temps.

Enfin, le 19 janvier 1888 eut lieu la cérémonie solennelle de la pose de la première pierre, en présence du roi Humbert et de la reine Marguerite, des ministres, des autorités de la ville.

Le 23 décembre de la même année le projet complet fut soumis à la revision du Conseil supérieur des travaux publics qui l'approuva.

Il Policlinico, institut garandiose et monumental, est situé entre la porte Pia et la porte San Lorenzo, limité en avant par la via delle Mura di Belisario qui longe aussi l'ancien camp des prétoriens (antico castro pretorio), en arrière par le viale della Regina, à droite par le viale del Castro pretorio, à gauche par la via Cupa Nuova, dans la partie la plus élevée de Rome,

✱✱✱

à une altitude d'environ 53 mètres au-dessus du niveau de la mer. Le panorama dont on jouit à cet endroit est un des plus beaux de la campagne romaine : à l'horizon, la chaîne pittoresque des monts albins et des montagnes de la Sabine.

L'emplacement occupe une superficie de 160,000 mètres carrés et se trouve environné d'allées de 40 mètres de largeur. Sa forme est celle d'un quadrilatère dont le plus grand côté, la façade principale, situé sur la large via delle Mura di Belisario, mesure 561 mètres de longueur. Sur cette façade se dessinent sept grands bâtiments isolés, se suivant à la file et réunis par une longue galerie. Le tout est entouré d'une grille qui repose sur un petit mur, idée de Baccelli, grille semblable à celle qui fut placée autour du Panthéon ; elle ne cache nullement la vue des différents bâtiments. Dans l'angle sud-est, où se trouve le pavillon des maladies infectieuses, le mur est beaucoup plus élevé.

La façade principale possède trois entrées, deux latérales et une médiane, la plus importante ; en ce point, la grille, simple partout ailleurs, est travaillée avec plus d'art et plus d'ampleur. Les autres façades ont, la droite, deux entrées : l'une qui correspond au jardin de l'institut dermo-syphilopathique, l'autre réservée au pavillon des maladies infectieuses ; la gauche, deux : l'une pour l'institut d'oculistique, l'autre pour celui de l'obstétrique et de la gynécologie ; enfin, la postérieure : une pour l'institut anatomo-pathologique.

Franchissons l'entrée principale de la grande façade et voyons quelle est la disposition de l'institut.

En face de cette entrée principale, au centre de l'établissement, se dresse le palais de l'Administration, d'où partent les galeries qui relient tous les bâtiments entre eux. Mais, pour faciliter cette description, disons que Il Policlinico peut se diviser en trois parties : 1° une partie centrale; 2° une partie latérale droite; 3° une partie latérale gauche.

Partie centrale. — Sur la façade, le palais de l'administration que j'ai déjà signalé. Derrière ce bâtiment, les cuisines et le service hydrothérapique fort bien installé. Plus loin, un vaste emplacement dont le fond correspond au viale della Regina, et sur lequel se trouvent, sur les côtés, disposés en cercle, quelques pavillons de malades; au centre, [la chapelle et la chaufferie, avec l'immense cheminée centrale par où se dégagent la fumée et l'air vicié des canaux de vidanges.

Partie latérale droite. — Premier pavillon : devant, la propédeutique médicale; derrière, la neuropathologie. Deuxième pavillon : la clinique médicale. Troisième pavillon : la dermo-syphilopathie.

Derrière l'institut médical, les pavillons pour les malades de médecine. Plus loin, la pédiatrie. Enfin, l'institut anatomo-pathologique, et le petit bâtiment pour les animaux, la buanderie, le pavillon pour les maladies infectieuses.

Partie latérale gauche. — Premier pavillon : devant, la propédeutique chirurgicale; derrière, la clinique des maladies des oreilles. Deuxième pavillon : la clinique chirurgicale. Troisième pavillon : l'oculistique.

Derrière l'institut chirurgical, les pavillons pour les malades de chirurgie. Plus loin, l'institut d'obstétrique et de gynécologie.

Je pourrais encore simplifier et dire, en ne tenant pas compte de la partie centrale qui est presque tout entière extra-médicale, que Il policlinico se divise en trois parties : 1° la section médicale, située à droite et comprenant les cliniques propédeutique, neuro-pathologique, médicale, dermo-syphilopathique infantile ; 2° la section chirurgicale, qui se compose des cliniques propédeutique, otologique, chirurgicale, ophtalmologique, obstétricale et gynécologique, cette dernière occupant en somme une division spéciale ; 3° la troisième section, tout à fait séparée des autres bâtiments, comprend l'institut anatomo-pathologique, les pavillons pour les maladies contagieuses et les buanderies avec leurs appareils à désinfection.

Cet immense institut peut recevoir 860 malades, dont 500 en médecine et 360 en chirurgie.

Avant d'aller plus loin, disons que dans les souterrains ou sous-sols se trouvent les magasins, les appareils pour le chauffage et la ventilation.

Il nous faut maintenant étudier de plus près l'installation chirurgicale, en examinant tout particulièrement la clinique chirurgicale, la clinique obstétricale et gynécologique ; mais tout d'abord un mot sur le palais de l'administration, partie centrale de l'établissement. Construit sur une superficie de 3,000 mètres carrés, ce bâtiment, avec sa longue façade de 70 mètres, est orné en style Renaissance. Il se compose, outre le sous-sol, d'un rez-de-chaussée, d'un premier et d'un deuxième étage. Du sous-sol je ne parlerai pas ; quant aux deux étages supérieurs, ils comprennent l'économat, la salle de l'administration, celle des archives, les logements du directeur, du sous-directeur, des sœurs, du personnel, etc... Seul, le rez-de-chaussée nous intéresse par certains côtés. Un portique donne accès dans un beau vestibule au fond

duquel se voit le grand escalier d'honneur. De chaque
côté de ce vestibule, les pièces destinées à la réception
des malades ; à droite pour les hommes, à gauche
pour les femmes. Chacun de ces départements se compose de : une loge pour le gardien, une salle d'attente,
une salle de consultation et de visite, une grande infirmerie ou salle d'observation contenant 16 lits, d'une
autre plus petite, de 4 lits, de lavabos et water-
closets, d'une cuisine, d'une pièce pour l'inscription
des malades, de deux salles à désinfection avec bains,
d'un vestiaire, d'un ascenseur.

Ceci dit, voici comment les choses se passent lors-
qu'un malade doit être reçu à l'hôpital. Après l'avoir fait
inscrire au bureau, on le débarrasse de ses habits qui
sont conservés dans le vestiaire, on le désinfecte et
on l'habille avec le costume de la maison. Puis, il est
placé dans un des lits de l'infirmerie en attendant la
visite du médecin de garde, qui l'examine et le désigne
pour tel ou tel pavillon de l'hôpital.

Au moyen d'un ascenseur, ce malade est monté de
l'infirmerie au premier étage, et là, les galeries de
communication le conduisent à la salle qui lui a été
indiquée.

Outre cet important service de la réception des
malades, le rez-de-chaussée du palais de l'administration comprend un vaste pas-perdu situé derrière le
grand escalier, point de départ ou de ralliement de
toutes les galeries de communication. Ce pas-perdu
donne accès dans la pharmacie et ses dépendances ;
seul, le laboratoire pharmaceutique en est séparé ; il
est situé au sous-sol ; un petit escalier le met en communication avec la pharmacie.

Clinique chirurgicale. — Située à gauche du palais

de l'administration, entre les instituts de propédeutique et d'otologie d'une part et celui d'oculistique d'autre part, la clinique chirurgicale, qui occupe une superficie de 3,000 mètres carrés, se compose d'une partie centrale et de deux parties latérales réunies par des galeries. Elle comprend un rez-de-chaussée, un premier étage et un deuxième étage, celui-ci n'existant que dans la partie centrale du bâtiment.

Au rez-de-chaussée se trouvent des salles d'attente, les laboratoires, le promenoir, le musée, la bibliothèque, le réfectoire.

Le 1er étage est plus important : au centre, les cabinets du Professeur, des assistants, un grand vestibule qui donne accès dans l'amphithéâtre des cours, belle pièce en hémicycle, largement vitrée du côté des jardins et pouvant contenir 500 étudiants.

Les deux pavillons latéraux sont réservés, l'un aux hommes, l'autre aux femmes. A la partie antérieure sont les salles : 30 lits dans chacune. En comptant les chambres d'isolement, un pavillon peut contenir 72 malades. Puis vient un couloir dans lequel ouvrent différentes pièces qui sont : les salles à bains, le lavabo, les water-closets, la chambre de la sœur, celle de l'assistant de garde, des chambres d'isolement, une cuisine servant aux petits usages et à réchauffer les aliments apportés de la cuisine centrale, une petite pharmacie.

Les deux pavillons sont réunis à la partie centrale par une vaste galerie dans laquelle on trouve : à chaque extrémité, une salle pour les malades infectés, l'une pour les hommes, l'autre pour les femmes avec ses dépendances, lavabo, salle à bains, water-closets. A gauche de l'amphithéâtre des cours, l'arsenal, une pièce pour les appareils, une autre pour la choroformisation, la salle des opérations ordinaires. A droite, du côté des femmes, la salle des pansements et celle des grandes opérations : dans cette salle, une grande muraille en verre sépare l'opérateur des étudiants ; ceux-ci, tout en suivant l'opération, se trouvent en dehors de la zone du chirurgien, et l'on peut ainsi prétendre à une asepsie plus rigoureuse.

Les murs sont en verre et faïence. Il va sans dire que cette salle est pourvue de tout le nécessaire : bocaux, barils, robinets pour l'eau distillée et les liquides médicamenteux ; prise de vapeur pour la stérilisation des instruments et le chauffage des liquides, tubes et bassins en faïence pour les instruments, les fils, les tampons.

Le second étage, qui n'existe que sur la partie centrale, est réservé aux personnes qui paient ; c'est une petite maison de santé.

Cliniques obstétricale et gynécologique. — Ce vaste édifice, qui occupe une superficie de 2,740 mètres carrés, est situé à l'angle nord-est de l'institut : cette orientation a été choisie à dessein ; en effet, il .était indispensable d'éviter toute cause d'infection ; or le nord-est se trouve dans les meilleures conditions hygiéniques, étant sous l'influence des vents dominants du *tramontano* et du *siroco*.

La clinique obstétrico-gynécologique se compose de trois parties : le pavillon des femmes enceintes, celui des accouchées et celui de gynécologie.

Le pavillon des femmes enceintes est situé tout à fait en arrière et relié à la partie centrale de l'édifice par une galerie couverte. Au rez-de-chaussée se trouvent : une chapelle, un salon de compagnie, une salle à bains, une cuisine, etc. A l'extrémité, le réfectoire et un portique couvert qui sert de promenoir.

Le premier étage comprend : deux salles de travail, une chambre d'isolement et d'autres pour le médecin de garde, pour la sage-femme, pour l'arsenal; il y a en outre une cuisine, un lavabo, une chambre à bains, des water-closets. Au bout, au-dessus du réfectoire et du portique situés au rez-de-chaussée, une salle de douze lits.

Le second étage, élevé seulement sur une partie de l'édifice, est réservé aux femmes déjà infectées : il y a une chambre pour la sage-femme, une autre pour l'assistant, et cinq chambres d'isolement, avec salle à bains, lavabo et cabinets d'aisances.

Le pavillon des accouchées est à droite de la façade principale de la clinique. Au rez-de-chaussée, dortoirs des élèves sages-femmes, chambre de la sage-femme, deux salles d'études, bibliothèque, réfectoire, chambre à bains, etc.

Le premier étage comprend : les salles des malades (salles à un lit, à deux lits, à quatre lits), la chambre de la sage-femme, les bains, etc.

Au deuxième étage se trouvent quelques pièces pour des malades payantes et les chambres des assistants.

Le pavillon de gynécologie est à gauche de la façade principale; sa disposition est la même que celle du pavillon des accouchées, avec cette différence que, à la place de la bibliothèque, se trouve ici la salle destinée aux grandes opérations de gynécologie.

Ces deux pavillons sont réunis à la partie centrale du bâtiment par des galeries couvertes.

La partie centrale présente : au rez-de-chaussée, les

salles d'attente et de visite, deux chambres pour les professeurs et deux pour les assistants, des pièces pour désinfecter les *ricoverate*; une salle pour les cours théoriques et pratiques, l'ambulatorio obstétrico-gynécologique, etc.; au premier étage, le grand amphithéâtre pouvant contenir 120 élèves, un vaste laboratoire, etc.

Les parties latérales comprennent : cabinets des professeurs et des assistants, l'arsenal, chambres d'isolement, chambres de visite des parents des *ricoverate*.

L'Institut des rachitiques de Bologne, Istituto Rizzoli.

L'Institut orthopédique de Bologne n'est pas ce qu'un vain peuple pourrait penser. Il n'est pas destiné uniquement au traitement des difformités; il a aussi pour but d'élever et d'instruire les petits déshérités de la nature qui sont souvent un objet de dégoût et de risée de la part de leurs camarades. On s'occupe dans cet établissement du côté moral, intellectuel et physique; ce n'est pas un simple hôpital, c'est un hôpital-école.

L'histoire des instituts orthopédiques en Italie est des plus intéressantes. Le comte Ernest Riccardi avait eu l'idée philanthropique de créer une école spéciale pour les rachitiques, dans le but d'éviter à ces petits malheureux les humiliations auxquelles ils étaient exposés par le contact avec les autres enfants. Mais on ne tarda pas à s'occuper aussi de leur santé, et ainsi l'hôpital vint insensiblement se greffer sur l'école. De transformation en transformation, on

arriva à la création de l'Institut orthopédique modèle.
Plusieurs villes d'Italie possèdent leur institut des
rachitiques; je puis citer Milan, Venise, Mantoue,
Vérone, Palerme, Crémone, Turin, Gênes.

L'Institut orthopédique de Bologne, dû aux libéra-
lités du professeur F. Rizzoli, est situé en dehors de
la ville, sur la hauteur de San Michele in Bosco; on y
arrive en quittant Bologne par la porte d'Azeglio. Sa
situation est exceptionnelle et le point de vue y est
superbe; on domine toute la ville et l'on embrasse un
panorama qui s'étend fort loin. L'air doit y être très
pur.

A cette même place se trouvait autrefois le couvent
de San Michele in Bosco, avec ses fresques du Bagna-
cavallo et ses peintures des Carrache; ce couvent,
fondé en 1437, fut supprimé en 1797. En 1860, il fut
transformé en château de plaisance royal.

La direction des travaux et l'installation de l'édifice
furent confiées au Dr Panzeri, le fondateur de l'Institut
des rachitiques de Milan, dont la compétence était
reconnue en Italie.

Je n'ose pas me lancer dans la description de ce
superbe Institut. Qu'il me suffise de dire que c'est un
monde, tant il est vaste; que c'est un splendide palais
élevé à l'enfance pauvre et déformée, tant il est
beau.

J'ajouterai cependant quelques mots : tout d'abord
les murs sont vernis, les angles arrondis, les parquets
fort jolis. Tout l'établissement est éclairé à l'électricité.

Les couloirs sont immenses; les chambres des
enfants sont élevées de plafond, très aérées, très propres, très claires, très gaies. Les lits sont très soignés.

Le service hydrothérapique est de toute beauté.

J'arrive à la salle d'opérations qui est une des curiosités de l'Institut : elle doit certainement être unique dans son genre. Elle est tout entière en marbre blanc : les gradins pour les auditeurs ou les spectateurs sont en marbre ; le sol et les murs sont recouverts de marbre ; celui-ci ne s'arrête qu'au niveau des fenêtres, lesquelles sont situées au-dessus des gradins et par conséquent très élevées.

J'ajoute que l'établissement est entouré de jardins superbes ; de tous les côtés on voit de la verdure.

Cet institut, me disait avec une certaine fierté le sympathique Dr Panzeri, est le plus beau du monde. Je ne connais pas tous les instituts orthopédiques ni tous les hôpitaux du monde, mais je crois pouvoir affirmer qu'il doit être difficile de faire plus grand et plus beau tout en observant les règles de l'hygiène et de l'asepsie. Incontestablement, l'Institut orthopédique Rizzoli est une véritable curiosité.

On voit donc, d'après ce rapide exposé, que les hôpitaux italiens renferment des services chirurgicaux fort bien installés. Et même dans des hôpitaux où l'installation n'était pas parfaite, lors de mon voyage, on sentait la recherche du mieux ; on comprenait que les chefs de service avaient cette préoccupation constante d'améliorer les salles des malades et leurs salles d'opérations, de transformer leur matériel chirurgical, de trouver des moyens simples pour se rapprocher de l'asepsie idéale. Du reste, un certain nombre de services devaient être refaits de fond en comble.

Dans les hôpitaux d'Italie, les soins des malades et le service des salles sont confiés à des religieuses, dont quelques-unes françaises. Cependant, à l'Ospedale

Maggiore de Bologne, le service est fait par des infirmières et des surveillantes laïques.

Je n'ai parlé jusqu'à présent que de chirurgie en général. Or, je tiens à faire remarquer que toutes les branches de la chirurgie sont bien représentées en Italie. Tout d'abord la gynécologie qui est confiée aux accoucheurs, puis l'ophtalmologie, la laryngologie, la rhinologie et l'otologie, enfin la chirurgie des enfants qui a pris dans ce pays un grand développement.

Je dois signaler aussi l'existence de certains services et même de certains hôpitaux spécialement affectés aux malades atteints de lésions traumatiques ; ces services sont désignés sous le nom de services des lésions violentes ou de traumatologie. On y fait même des cours spéciaux se rapportant à l'étude des lésions traumatiques. Je citerai, entre autres, parmi les hôpitaux de ce genre, l'Ospedale di S. Maria della Consolazione, à Rome, qui ne reçoit que des blessés. Ce petit hôpital, très propre et très bien tenu, présente, outre les salles des malades, une salle pour les simples pansements en cas d'accidents (premiers secours), une autre pour les pansements journaliers et une salle d'opérations avec sol en verre et murs recouverts de verre aussi jusqu'à une certaine hauteur.

Je puis citer encore, à Naples, une salle pour les blessés à l'hôpital di S. Maria di Loreto, et l'hôpital della S. S. Trinita dei Pellegrini, entièrement réservé aux hommes atteints de lésions traumatiques. Au premier étage, on trouve une pièce où se font les premiers pansements à l'entrée des blessés, et une belle salle de 26 lits où l'on ne reçoit que des fractures. Entre le premier et le deuxième étage, grande salle d'opérations. Au deuxième et au troisième étage, deux salles de 54 lits chacune pour les malades atteints de plaies ; on y voit surtout des plaies par coups de couteau. Séparée de la grande salle du deuxième étage par quelques marches, une petite salle de 11 lits pour les suppurants.

Toutes ces salles sont disposées de la même façon : parquet en carreaux vernis, tables de nuit remplacées par des plaques de marbre fixées au mur, lits en fer dont le sommier est remplacé par un simple treillage. Tout dans cet hôpital respire la propreté, la lumière et le grand air.

L'existence de ces services spéciaux en Italie s'explique aisément par la fréquence des rixes suivies de plaies par instruments tranchants. Les chirurgiens italiens arrivent à acquérir de ce fait, dans certaines villes, comme à Naples, une grande expérience de la chirurgie thoracique et surtout abdominale. Ils sont fréquemment appelés à pratiquer des sutures de l'intestin, de l'estomac, du foie.

Le matériel opératoire en Italie est bien en rapport avec les exigences de la chirurgie actuelle.

Je dois dire tout d'abord que l'anesthésie au chloroforme semble préférée à l'anesthésie à l'éther ; cet agent n'est guère employé que dans les cas où l'opéré est atteint d'une affection cardiaque.

Les instruments sont stérilisés à l'étuve ou par ébullition dans une solution de carbonate de soude.

Il existe comme partout plusieurs modèles de tables à opérations : tables en bois, en métal, en verre, dont quelques-unes fort jolies.

Les compresses sont stérilisées par ébullition dans

une solution de sublimé à 1 p. 1000 ou, le plus souvent, à l'autoclave.

Les blouses dont se revêtent le chirurgien et les aides pour pratiquer les opérations sont soumises aussi, dans beaucoup de services, à une stérilisation préalable. Certains opérateurs préfèrent la soie, d'autres le catgut; soie et catgut sont aseptisés par les chirurgiens, qui ont chacun leur méthode spéciale.

Lors de mon voyage en Italie, les chirurgiens de ce pays ne se servaient pas de crins de Florence pour suturer la peau, pas même à Florence; les sutures cutanées étaient faites à la soie. Comme j'étais un peu surpris, je demandai des explications. Les uns me dirent très carrément qu'ils ne connaissaient pas les crins de Florence; d'autres m'expliquèrent qu'on les avait abandonnés, parce qu'ils cassaient trop facilement, qu'ils coupaient la peau et enfin parce qu'il était difficile de les conserver aseptiques dans un liquide.

J'ajouterai, pour en finir avec la façon de faire des chirurgiens italiens, que dans quelques hôpitaux les opérations se pratiquent l'après-midi; c'est une coutume assez répandue à l'étranger.

Mais ce n'est pas tout que d'avoir de riches et luxueuses installations. Le principal facteur dans une opération, c'est le chirurgien. Or, j'ai pu constater qu'il y avait d'excellents opérateurs à la tête des services de chirurgie; je puis citer les noms de Durante, Novaro, Bassini, Carle, Postemsky, Mangiagalli, Morisani, Pestalozza, Ceci, Ruggi, etc.

J'ai pu voir, dans différents services, des malades ayant subi des opérations sur le corps thyroïde, le larynx, l'utérus et les ovaires, sur le foie, l'estomac, l'intestin, le rein, etc... J'ai même assisté à plusieurs opérations qui ont été des plus intéressantes et qui ont porté sur le cou, sur le ventre et sur les membres.

A Bologne, chez le professeur Novaro, j'ai appris une nouvelle méthode fort séduisante pour réséquer le poignet.

A Padoue, j'ai eu le bonheur de voir le professeur Bassini, qui a bien voulu m'expliquer sa méthode pour la cure radicale de la hernie inguinale. Cette méthode que j'ai tâché de vulgariser en France, est aujourd'hui universellement pratiquée comme méthode de choix.

Outre les cliniques chirurgicales, les hôpitaux civils, et les fondations humanitaires dues à la bienfaisance privée, il existait déjà, en Italie, lors de mon voyage, plusieurs maisons de santé chirurgicales pour les malades payants. Les chirurgiens italiens ont vite compris l'utilité de ces installations privées qui rendent de si grands services, et qui tendent aujourd'hui à se généraliser dans le monde entier.

A côté de la question purement scientifique, il y aurait lieu d'étudier, dans les hôpitaux d'Italie, un quelque chose qui ne se trouve pas dans les hôpitaux des autres nations ; ce quelque chose, c'est le côté artistique et historique. Cet assemblage d'art et de science s'explique aisément par ce fait que certains hôpitaux ont été installés dans d'anciens couvents ou palais, et que d'autres ont été bâtis à une époque où le mouvement artistique brillait de tout son éclat en Italie. Aussi, rien d'étonnant à ce que l'on trouve de fort belles fresques dans des cours, sous des portiques et même dans des salles de malades. Certaines chapelles d'hôpitaux renferment des fresques ou des tableaux du plus grand intérêt.

Qu'il me soit donc permis de dire quelques mots sur certains hôpitaux, au double point de vue de l'art et de l'histoire.

L'Ospedale Maggiore de Milan, ancien palais du duc Sforza qui eut l'idée de réunir dans un même local les différents hôpitaux de Milan, alors dispersés, est un superbe et immense édifice commencé en 1457 par Antonio Filarete. Construit en brique dans les styles mi-gothique, mi-renaissance, l'Ospedale Maggiore est recouvert, sur son interminable façade, de terres cuites qui lui donnent son grand cachet et que l'on trouve du reste sur d'autres édifices de la ville. Ce qui fait l'importance de cette façade, ce sont ses rangées de fenêtres ogivales, d'un style riche et élevé. Au dire des connaisseurs, cette façade surpasserait en beauté toutes les constructions en brique de Milan et d'ailleurs.

Après avoir franchi la belle porte extérieure et le porche qui lui fait suite, on débouche dans la première cour intérieure, d'un bel effet avec ses superbes colonnes et ses amples arcades, œuvre de l'architecte Richini. La chapelle renferme deux tableaux de F. de Vico représentant les fondateurs de l'hôpital, Franc et Blanche-Marie Sforza.

L'hôpital civil de Venise, désigné quelquefois sous le nom de Confrérie de Saint-Marc, était un couvent du temps de la République ; en 1815, il fut transformé en hôpital par Napoléon Ier, dit-on. Sa façade en marbre de style Renaissance, avec de grandes et belles colonnes, est d'une grande richesse ; c'est l'œuvre de Pietro et Tulio Lombardo. Elle possède de curieux bas-reliefs à perspectives; en bas, de chaque côté de la grande porte, un beau lion; au centre, au-dessus de la porte, des scènes de la vie de saint Marc; plus haut, le lion ailé de Venise; enfin, tout à fait en haut, couronnant l'édifice, saint Marc, de Bartolomeo Burano; à la porte fait suite un grand vestibule ou plutôt une galerie dont le sol est en joli marbre de Vérone et d'Istrie.

Au premier étage se trouve une salle d'hommes très large, intéressante surtout au point de vue artistique et historique. Son plafond est couvert d'une grande fresque en son milieu, d'autres fresques aux extrémités, et de sculptures sur bois de Brostolon. A signaler encore des bustes en bois et des portraits de religieux dont cette salle constituait la bibliothèque.

Deux hôpitaux de Florence offrent des particularités artistiques dignes d'être signalées.

L'hôpital di S. Maria Nuova est un grand hôpital fondé par Folco Portinari, père de la Béatrice, immortalisée par l'amour du Dante. L'extérieur offre de l'importance par ses colonnades qui forment une longue et large galerie ornée de plusieurs grandes fresques, représentant l'extérieur et l'intérieur de l'hôpital, le massacre des Innocents, etc. Au centre de la première cour se trouve un pan de mur recouvert d'une grande fresque d'Alessandro Allori, restaurée en 1782.

Il y a encore d'autres fresques dans le couloir qui mène à la via degli Alfani.

L'Ospedale degli Innocenti, situé sur la place de l'Annunziata, fut commencé en 1421, d'après les plans de Brunelleschi, par son élève Francesco della Luna, pour le compte de la corporation des tisseurs de soie. La colonnade et les arcades de la façade sont d'une rare élégance et d'une extrême richesse de décoration; entre les arcades se voient des médaillons représentant de charmants enfants au maillot d'André della Robbia. Sous le portique, quelques fresques.

Après avoir franchi la porte de l'hôpital des Chroniques à Gênes, on arrive dans un vestibule où l'on voit dans des niches deux grandes statues de marbre représentant des bienfaiteurs de l'hôpital. Au-dessus de la porte, une immense toile : *la Cène*.

Le très vaste hôpital di Pammatone fut bâti en 1420 par Bosco, sur les plans d'André Orsolino.

A l'entrée, fait suite un grand et beau vestibule, au fond duquel se dresse un superbe escalier en marbre qui conduit à la cour d'honneur, grande cour carrée ornée d'une belle colonnade en marbre blanc limitant une galerie couverte. Sous cette galerie, au fond de la cour, des statues énormes en marbre représentant des médecins et des donateurs.

A la clinique chirurgicale de Gênes, existe une salle dite Salle de la Cène, parce qu'elle possède au fond une immense fresque de Lazarro Tavarone (1626) : *la Cène*. Une jolie porte sépare cette salle d'une autre dont le mur du fond est recouvert d'une autre fresque de L. Tavarone : *l'Ascension*.

J'ai déjà signalé la beauté architecturale et les fresques qui ornent l'hôpital de la Duchesse de Galliera. Je n'y insiste pas, car tout cela est trop moderne.

A Rome, trois hôpitaux méritent une mention spéciale.

L'hôpital di S. Spirito in Sassia, situé dans le quartier du Vatican, en longueur au bord et sur la rive droite du Tibre, fondé en 1198 par Innocent III, agrandi par Innocent IV, rebâti à neuf en 1471 par Sixte IV, d'après les plans de Baccio Pintelli, renferme une bibliothèque importante, célèbre dans les annales de la Médecine, la bibliothèque Lancisiana. Les belles salles de la clinique médicale sont couvertes de fresques.

De jolies fresques recouvrent aussi les murs du vestibule de l'hôpital di S. Giovani in Laterano, réservé aux femmes et fondé en 1338 par le cardinal Pietro Colonna.

L'hôpital de l'Enfant Jésus (Ospedale del Bambino Gesu) se trouve dans une partie du couvent de l'ordre de Saint-Jérôme qui dépend de l'église San Onofrio, située sur le versant du Janicule et construite en 1430 par Nic da Forca Palena en l'honneur de l'ermite égyptien san Onofrio. Pour pénétrer dans l'hôpital, il faut traverser un cloître à jolie colonnade, dans lequel on remarque des fresques peintes par le Dominiquin.

A signaler à Naples une grande fresque ornant le plafond du porche qui donne accès dans la cour de l'hôpital des Incurables, une autre de Laurentius Daro (1750) représentant saint Philippe et les pèlerins, qui orne le plafond de l'immense porche de l'hôpital della S. S. Trinita dei Pellegrini.

Il existe à l'hôpital de S. M. della Pace, ancien couvent Saint-Jean-de-Dieu, une salle d'attente pour les malades, remplie de niches, et au-dessus de chaque niche on voit un ange sculpté. Une très vaste et très belle salle de médecine, située au premier étage, est littéralement tapissée de fresques.

L'hôpital di S. Maria della Scala à Sienne est fort intéressant au point de vue artistique. Ses origines remonteraient au xi⁰ siècle; c'était autrefois un palais; on peut y étudier certains côtés curieux de l'architecture gothique italienne.

On arrive tout d'abord dans un grand et beau vestibule orné de fresques (*la Visitation*, par Beccafumi). Ce vestibule donne accès dans une vaste salle nommée Infirmerie del Pellegrinajo. Cette salle (salle d'observation) est surtout intéressante par les fresques et les peintures qu'elle renferme. Les plus importantes sont de Dominico Bartoli (l'aumône, le gouvernement et le soin des infirmes, privilège accordé à l'hôpital par Celestino III de ne point dépendre des chanoines de la cathédrale, etc.); d'autres sont dues au Vecchieta, à Raffaelo, Navesi, Pietro Achille, Crogi, etc.

Au vestibule fait suite un grand couloir, à la gauche duquel se trouve la partie chirurgicale.

Les salles sont grandes, ornées de belles fresques du xiiie siècle.

L'une des salles d'hommes présente un parquet en marbre et un plafond gothique italien.

Tout à fait séparée et même à une grande distance du département opératoire principal, se trouve une salle pour les opérations et les pansements septiques, dans laquelle se voient des fresques du xiie siècle, de l'école de Sienne. Il en est une, un grand chef-d'œuvre, m'a-t-on dit, qui est cachée derrière une grille fermée à clef.

La chapelle de l'hôpital, agrandie et installée telle qu'elle est aujourd'hui par Guidoccio de Andrea, possède un plafond en bois doré qui rappelle un peu celui de Saint-Paul-hors-les-murs à Rome.

On y trouve pas mal de choses intéressantes. Dans la chapelle, à droite, est une ancienne table, d'école siennoise; dans le troisième autel, ou voit un crucifix du xive siècle. Il y a encore des travaux de B. Peruzzi et de Carlo di Andrea Galletti.

Enfin, sur le maitre-autel, un Christ en bronze attribué au Vecchietta et, derrière, une grande fresque de Sebastiano Conea d'Agaeta représentant la Piscine de Jérusalem. On voit des malades qui accourent vers la piscine pour y chercher la guérison.

Si je ne m'étais promis d'étudier seulement la chirurgie dans les établissements hospitaliers, j'aurais eu beaucoup à dire sur le fonctionnement, sur le côté architectural et artistique des Universités italiennes; l'Université de Gênes, en particulier, est réellement grandiose.

Je ne dirai que quelques mots sur l'ancienne Université de Bologne, Archiginnasio antico, la plus vieille de l'Italie après celle de Salerne, dont elle était devenue la rivale. Cette Université renferme au premier étage une salle historique et du plus curieux effet : c'est le *Teatro anatomico*, salle toute en bois, désignée aussi sous le nom de Sala del Cedro, salle du Cèdre, parce que son plafond est en bois de cèdre du Liban. C'est dans cette salle que l'anatomie du corps humain fut enseignée pour la première fois; c'est là aussi que Galvani fit ses expériences sur la grenouille et démontra le galvanisme.

La porte de la salle anatomique est en bois de sapin, ornée, pour ainsi dire capitonnée, de clous à grosse tête.

Les murs, de Silvestro Ganotti, sont aussi en sapin. Sur ces murs, à la partie supérieure, des bustes en bois représentent des professeurs, dont deux femmes qui ont professé à Bologne. En bas, les statues en bois de Tagliacozzi tenant un nez à la main, consécration de la méthode autoplastique qui porte son nom; de Mandini, le premier qui a disséqué un cadavre; de Varole, d'Arantius, etc.

Le plafond, en bois de cèdre, œuvre d'Antonio Levanti, est réellement très beau; on y voit plusieurs sculptures en bois; au centre, Apollon; autour, les constellations représentées en figures mythologiques.

Au milieu de l'une des parois de la salle se trouve la chaire, ou plutôt les chaires des cours. Il y a, en effet, deux chaires superposées : la chaire supérieure était destinée au professeur. Elle est surmontée d'un dôme relié à la chaire par deux écorchés en bois de tilleul qui le soutiennent sur leur tête. Ces deux écorchés, œuvre de Lelli, offrent une belle anatomie. Au-dessus du dôme est assise une jolie femme en bois représentant l'Anatomie, et à sa droite, marchant vers elle, un petit amour, l'amour de la science.

La chaire inférieure était réservée au chef des étudiants, grade qui devait correspondre à nos chefs des travaux anatomiques. Autour de cet étudiant-chef prenaient place les élèves les plus méritants et les plus instruits.

Plus loin, séparés de chaque côté des chaires par quelques marches, se trouvent les gradins où venaient s'asseoir les autres étudiants, le vulgum pecus.

J'ai dit plus haut que des femmes avaient professé à l'Université de Bologne. Elles se nommaient Novella d'Andrea, Laure Bassi, Clotilde Tambroni, et enseignaient les mathématiques, la physique, le grec.

Je signalerai plus particulièrement comme se rapprochant de la chirurgie, Anna Morandi Manzolini, qui enseigna l'anatomie. Elle se cachait, dit-on, pendant ses cours, derrière un rideau, afin de ne pas distraire ses élèves par les charmes de sa beauté.

CONCLUSIONS

L'étude de la chirurgie italienne est donc intéressante au triple point de vue de l'art, de l'histoire et de la science. Je n'insiste pas sur le côté historique et artistique des hôpitaux italiens. Au point de vue scientifique, on ne peut nier que l'Italie a su se faire une place importante dans le mouvement chirurgical de ces dernières années. Les salles d'opérations ont été fort bien installées, les salles des malades ont été transformées d'après les exigences modernes, le matériel opératoire a été sans cesse perfectionné, d'excellents opérateurs pratiquent couramment les interventions les plus graves. Bref, la chirurgie italienne, ainsi que je le disais au début de ce modeste travail, a marché d'un pas rapide; elle compte parmi ses représentants des hommes connus et justement appréciés.

Ces progrès, si activement accomplis, s'expliquent par les trois raisons suivantes :

1° Les jeunes chirurgiens italiens n'ont pas craint d'aller apprendre ce qui se faisait à l'étranger, surtout en Allemagne, à une époque où ce pays était entré dans une voie nouvelle; plusieurs d'entre eux, aujourd'hui professeurs dans telle ou telle Université, y ont fait leur véritable éducation.

2° Les chirurgiens italiens ne gaspillent pas la meilleure part de leurs forces physiques et intellectuelles dans la préparation aride de concours successifs. Pouvant disposer de leur temps et de leur liberté d'esprit, ils se consacrent à la recherche du mieux et à la publi- cation de travaux originaux.

3° Enfin, il existe en Italie des centres universi- taires autonomes, comme en Allemagne, et une décen- tralisation que nous ne connaissons pas encore en France, malgré les transformations déjà accomplies. Ce n'est pas la ville, mais la valeur de ceux qui y pro- fessent qui fait l'importance de l'enseignement. Porro, l'accoucheur-gynécologiste si connu, professait à la petite Université de Pavie; Bassini est à Padoue, ville de peu d'importance, etc.

En outre, l'enseignement médical en Italie constitue une carrière que l'on peut embrasser, sachant qu'elle mènera à quelque chose si l'on travaille. C'est ce qui explique comment on trouve des chirurgiens fort dis- tingués dans des petits centres. Celui qui veut arriver n'a qu'un but : obtenir une place dans une Université quelconque; il sait qu'en travaillant il peut se créer une situation en vue dans cette Université et que, d'après les vacances de chaires et d'après l'importance de ses travaux personnels, il pourra arriver à être nommé professeur titulaire, soit dans la même Uni- versité, soit dans une autre. Voilà la caractéristique de la carrière médicale en Italie, le changement d'Univer- sité pourvu que l'on monte en grade. Peu importe, en principe, au chirurgien, par exemple, de quitter telle ville pour aller dans une autre moins importante; l'essentiel c'est qu'il soit nommé professeur de cli- nique chirurgicale pour pouvoir élargir son champ d'action.

Aussi, voit-on des changements de résidence et des abandons de situation qui surprennent au premier abord. Je puis, pour ma part, citer un fait qui m'a beaucoup frappé.

Il y a trois ou quatre ans, je rencontre à Paris, à l'occasion d'un Congrès, un chirurgien que j'avais connu en Italie. Il était, lorsque je fis sa connaissance, professeur de propédeutique chirurgicale (ce qui correspond à professeur adjoint de clinique chirurgicale) dans une grande ville d'Italie. Naturellement nous nous mettons à parler de la chirurgie italienne, et je lui demande ce qui s'était passé dans son service depuis notre entrevue. Mais, je ne suis plus à Gênes, me répond-il; la place de professeur titulaire de clinique chirurgicale à l'Université de Sienne est devenue vacante et je l'ai obtenue. Comment avez-vous pu quitter une aussi belle ville, répliquai-je aussitôt, pour aller vous enterrer dans un trou pareil? Vous n'aviez donc rien qui vous attachât à Gênes, pas de clientèle? Si, ajouta mon distingué collègue, j'y étais très heureux, je gagnais beaucoup d'argent, mais je n'étais à Gênes que professeur en second, tandis qu'à Sienne j'occupe la première place, je suis professeur titulaire de clinique chirurgicale.

Ce roulement, qui n'existe qu'à l'état virtuel dans nos Facultés et Écoles de Médecine, constitue une grande force. Ce professeur, qui quitte ainsi une grande ville pour une autre de moindre importance, va redoubler d'ardeur dans sa nouvelle situation pour se faire apprécier et pouvoir, le cas échéant, passer ensuite dans une grande Université.

De telles mœurs, une telle tournure d'esprit pourraient-elles s'introduire en France? Oui, certainement; mais cette transformation, si contraire à nos usages, si peu en rapport avec nos habitudes casanières, ne pourrait s'opérer que très lentement. Il est juste de dire que l'on commence à comprendre, en France, la possibilité du roulement des professeurs d'une Faculté de Médecine dans une autre. Espérons que le temps fera le reste.

Extrait du *Bulletin des Amis de l'Université de Bordeaux,*
n° 9, 1902.

Bordeaux. — Imp. G. GOUNOUILHOU, rue Guiraude, 9 & 11

www.ingramcontent.com/pod-product-compliance
Lightning Source LLC
Chambersburg PA
CBHW060456210326
41520CB00015B/3969